Anyanwu Reginald Chidiebere

Avaliação dos riscos potenciais para a saúde dos trabalhadores das bombas de gasolina

Anyanwu Reginald Chidiebere

Avaliação dos riscos potenciais para a saúde dos trabalhadores das bombas de gasolina

ScienciaScripts

Imprint

Any brand names and product names mentioned in this book are subject to trademark, brand or patent protection and are trademarks or registered trademarks of their respective holders. The use of brand names, product names, common names, trade names, product descriptions etc. even without a particular marking in this work is in no way to be construed to mean that such names may be regarded as unrestricted in respect of trademark and brand protection legislation and could thus be used by anyone.

Cover image: www.ingimage.com

This book is a translation from the original published under ISBN 978-620-2-09626-3.

Publisher:
Sciencia Scripts
is a trademark of
Dodo Books Indian Ocean Ltd. and OmniScriptum S.R.L publishing group

120 High Road, East Finchley, London, N2 9ED, United Kingdom
Str. Armeneasca 28/1, office 1, Chisinau MD-2012, Republic of Moldova, Europe
Printed at: see last page
ISBN: 978-620-8-01900-6

ÍNDICE DE CONTEÚDOS

RESUMO

Os potenciais perigos para a saúde a que estão expostos os utentes das estações de serviço foram avaliados em dezoito (18) estações de serviço nas 5 divisões administrativas do estado de Lagos, na Nigéria. Foram monitorizados parâmetros prioritários como PM10, 03, NO2, CO, PM2.5, SO2 e o nível de ruído de todos os locais. Foram também medidos outros parâmetros como a velocidade e a direção do vento, a humidade, a temperatura ambiente e a contagem do tráfego. Os resultados de como PM10, 03, NO2, CO, PM2.5, SO2 e nível de ruído estavam na faixa de 119,3$\mu g/m^3$ - 1191,4 $\mu g/m^3$, 0.00-0.2ppm, 0.03-0.033ppm, 0.0-13ppm, 23.8 $\mu g/m^3$ -94.8 $\mu g/m^3$, 0.00-1.69ppm e 51.7dB- 95.6dB respetivamente. O nível mais elevado obtido para PM_{10} foi de 1191,4$\mu\mu/$uu3 no local L devido à construção de estradas em curso no momento da amostragem. A concentração de 03, CO e o nível de ruído foram os mais elevados no local Q, onde o número de tráfego e as intersecções eram elevados. Todos os seis poluentes monitorizados, quando comparados com o nível AQI (Índice de Qualidade do Ar), situavam-se no intervalo de: PM10- pobre a muito pobre, 03-de muito bom-muito pobre, SO2-de muito bom a muito pobre, NO2-de bom a moderado, CO- de muito bom a muito pobre enquanto PM2.5 variou de bom a moderado a pobre e muito pobre. A comparação global dos dados relativos aos diferentes locais de amostragem mostra que a concentração de poluentes foi mais elevada no local Q devido ao volume de tráfego e à poluição, no local L devido à construção de estradas e no local N devido às condições metrológicas e à contagem do tráfego. Este estudo conclui que as pessoas que frequentam as estações de serviço estão expostas a níveis elevados e inaceitáveis de poluentes, que podem ter consequências graves para a saúde.

CAPÍTULO 1

INTRODUÇÃO

1.1 ANTECEDENTES DO ESTUDO

Os empregados das estações de serviço são trabalhadores das estações de serviço que efectuam serviços como bombear combustível/gasolina e receber pagamentos. Embora nalguns países desenvolvidos as estações de serviço completas e os seus frentistas não sejam hoje comuns e sejam geralmente considerados algo nostálgicos (Brown, 2006), países como a Nigéria ainda têm frentistas que estão expostos à gasolina durante um longo período de tempo e este nível de exposição pode trazer alguns riscos para a saúde.

De acordo com o dicionário comercial, os perigos para a saúde são substâncias cancerígenas, corrosivas, irritantes, tóxicas ou que podem danificar os olhos, os pulmões, as membranas mucosas ou a pele, ou que produzem efeitos agudos ou crónicos na saúde. A gasolina contém carcinogéneos humanos comprovados, como o benzeno (Lagorio et al., 1994). A gasolina contém mais de 150 substâncias químicas, mas o benzeno, em especial, é conhecido por ser perigoso para a nossa saúde. A exposição a longo prazo pode levar a sintomas respiratórios e a disfunções pulmonares. Os trabalhadores das bombas de gasolina podem estar expostos aos efeitos tóxicos do benzeno contido na gasolina, tendo sido registado um elevado nível de benzeno na zona de respiração da estação de serviço de combustível durante o reabastecimento de automóveis (Tatrai et al., 1981). A avaliação bioquímica sistémica mostrou, contudo, que a exposição à gasolina causava alterações acentuadas na atividade de várias enzimas nos tecidos do fígado, dos rins e dos pulmões (Khann et al., 2002).

A economia nigeriana depende em grande medida da exportação de petróleo (Okonkwo et al., 2014). O recente aumento da população na Nigéria desencadeou um aumento da procura de produtos petrolíferos, provocando assim a necessidade de construir mais estações de serviço para responder à crescente procura de combustível. A situação é tal que se tornou uma norma ver estações de serviço localizadas em zonas residenciais. O inconveniente desta evolução é o aumento da poluição atmosférica provocado pela emissão contínua de gases tóxicos para a atmosfera. Estas emissões têm origem nas seguintes fontes: entrega de gasolina nas estações, respiração dos tanques que ocorre devido a mudanças de temperatura e pressão, durante o reabastecimento do veículo, emissões de tanques mal fechados e manuseamento incorreto do petróleo que leva a derrames (Isabel et al., 2010). Há também a emissão de produtos de combustão dos motores dos veículos presentes na estação. Estes produtos, que incluem óxidos de azoto, partículas finas, monóxido de carbono e compostos orgânicos voláteis (COV), estão a ser emitidos para a atmosfera e são perigosos para a saúde humana (Helmut et al., 2010). Um dos mais proeminentes destes gases é o COV, que é relatado pela organização mundial de saúde como a principal causa de cancro nos seres humanos (Sergio, 2008).

O benzeno, o tolueno, o etilbenzeno e os xilenos (BTEX) fazem parte do grupo de compostos conhecidos como COV (SEPA, 2016). A exposição aos BTEX em concentrações ambientais normais, e mesmo a concentrações mais elevadas durante um curto período de tempo, não é suscetível de prejudicar significativamente a saúde (SEPA, 2016). No entanto, a exposição a longo prazo a concentrações mais elevadas (normalmente registada apenas em contextos profissionais) é tóxica - danificando o fígado, os rins, o sistema nervoso central e os olhos (SEPA, 2016). A inalação de ozono ao nível do solo (na formação do qual os BTEX podem estar envolvidos) pode exacerbar doenças respiratórias como a asma (SEPA, 2016). A exposição ao petróleo e aos seus produtos constitui, por conseguinte, um risco para a saúde. Alguns desses perigos incluem danos no sistema nervoso, distúrbios sanguíneos (incluindo anemia, leucemia), danos renais, disfunção hepática e intoxicação que conduz a problemas psicóticos graves, efeitos anestésicos, dermatite, etc. (Aryanpur, 1979).

Este estudo foi efectuado com o objetivo de avaliar os potenciais perigos para a saúde das estações de serviço, os possíveis efeitos dos fumos da gasolina na saúde dos frentistas das estações de serviço, bem como comparar a prevalência e a intensidade destes perigos para a saúde com padrões aceitáveis. Embora tenha sido efectuado um estudo anterior para investigar os efeitos de alguns perigos para a saúde dos empregados das bombas de gasolina em Owerri, na Nigéria, nenhum outro foi realizado para determinar a prevalência e a intensidade dos BTEX, nem houve qualquer análise comparativa com normas aceitáveis, pelo que os resultados obtidos podem ajudar a estabelecer um nível padrão de exposição aos vapores de gasolina na perspetiva nigeriana. Além disso, espera-se que os resultados obtidos possam encontrar aplicações na conceção de postos de abastecimento de combustível na Nigéria e até influenciar as políticas nacionais no sector a jusante do negócio da gasolina na Nigéria.

1.2 DECLARAÇÃO DO PROBLEMA

Com base em investigações recentes e até mais antigas, sabe-se que a gasolina emite poluentes que têm um impacto negativo no ambiente e na saúde humana. Na Nigéria, os frentistas são empregados para abastecer diariamente veículos que utilizam gasolina e gasóleo, especialmente numa cidade metropolitana altamente povoada como Lagos, os frentistas correm o risco de sofrer efeitos adversos para a saúde associados à inalação de compostos orgânicos voláteis libertados por estes combustíveis, bem como pelos gases de escape dos veículos em movimento. Alguns dos poluentes libertados incluem o benzeno, o tolueno, o etilbenzeno e os xilenos (BTEX), poluentes primários e secundários que são significativos devido ao seu elevado nível de toxicidade.

1.3 FINALIDADE E OBJECTIVOS DO ESTUDO

O objetivo deste estudo é identificar os perigos para a saúde a que estão expostos os empregados das bombas de gasolina, os efeitos sobre a sua saúde e os métodos de controlo a adotar para minimizar o seu nível de exposição a esses perigos para a saúde.

Os objectivos deste estudo incluem:

- Determinar o risco para a saúde associado à estação de serviço

- Determinar a prevalência e a intensidade do risco para a saúde e efetuar uma análise comparativa com normas aceitáveis

- Determinar o possível impacto dos perigos para os assistentes

- Informar os trabalhadores sobre os eventuais riscos para a saúde a que estão expostos.

- Determinar o nível de utilização de equipamentos de proteção individual entre os trabalhadores

1.4 QUESTÕES DE INVESTIGAÇÃO

- Qual é o nível de utilização de equipamento de proteção individual entre os empregados das bombas de gasolina?

- Qual é a percentagem de empregados de estação de serviço que têm problemas de saúde no exercício da sua atividade?

- Quais são os perigos para a saúde presentes e os seus níveis de concentração?

- Quais são as áreas de estudo com maior concentração de riscos para a saúde e quais são os factores que contribuem para isso?

1.5 SIGNIFICADO DO ESTUDO

O objetivo deste estudo é identificar os riscos potenciais para a saúde a que estão expostos os empregados das estações de serviço, os efeitos potenciais sobre a saúde ao longo do tempo e as medidas de controlo a aplicar para reduzir as consequências. Ao garantir a saúde e a segurança dos trabalhadores, a moral melhora, a reputação da empresa não é afetada, a produtividade no trabalho aumenta e os lucros também aumentam de forma generalizada.

1.6 ÂMBITO DO ESTUDO

O âmbito deste estudo abrange a informação individual fornecida pelos frentistas das bombas de gasolina, bem como os resultados obtidos a partir dos testes de qualidade do ar para deteção de perigos para a saúde em cada bomba de gasolina no estado de Lagos. O estudo centra-se na investigação e avaliação dos potenciais riscos para a saúde a que estão expostos os empregados das estações de serviço. A sua preocupação são os efeitos que estes riscos podem causar na saúde e as possíveis formas de os controlar ou atenuar.

CAPÍTULO 2

REVISÃO DA LITERATURA

2.1 RISCOS PARA A SAÚDE

De acordo com a norma 1910.1200 da Occupational Safety and Health Administration (OSHA), um produto químico perigoso é um produto que representa um perigo para a saúde ou um perigo físico. Um perigo para a saúde significa, no entanto, que o produto químico tem provas estatísticas significativas, baseadas em pelo menos um estudo realizado de acordo com princípios científicos já estabelecidos, de que a exposição a estes perigos para a saúde pode provocar efeitos agudos ou crónicos na saúde. Todos os produtos químicos que utilizamos podem potencialmente causar danos à nossa saúde, por isso é importante que tenhamos uma compreensão aprofundada do que são esses perigos e dos meios de evitar a exposição ao ponto de afetar a saúde humana. Existem quatro (4) classes principais de perigos para a saúde, que serão abordadas de seguida.

2.1.1 Classificação dos perigos para a saúde

Os perigos para a saúde são classificados em quatro (4) partes que são depois subdivididas em diferentes Os produtos químicos corrosivos são substâncias que causam destruição visível ou alterações permanentes no tecido da pele humana no local de contacto, ou são altamente corrosivos para o aço (Penn, 2007). Os produtos químicos corrosivos podem ser líquidos, sólidos ou gasosos e podem afetar os olhos, a pele e o trato respiratório. As principais classes de produtos corrosivos incluem ácidos fortes, bases e agentes desidratantes. Os produtos químicos corrosivos líquidos são os que têm um pH igual ou inferior a 4,0 ou um pH igual ou superior a 9. Os produtos químicos sólidos são considerados corrosivos quando em solução; enquadram-se na gama de pH acima referida. Um produto químico altamente corrosivo tem um pH de 2 ou inferior ou um pH de 12,5 ou superior. Os produtos químicos nocivos causam a destruição dos tecidos no local de contacto. *Quando* as categorias dependem do grau de perigo e das advertências de perigo específicas que lhes são atribuídas. São elas: corrosivos, tóxicos, irritantes e nocivos. Ao manusear produtos químicos corrosivos, é melhor evitar o contacto com a pele e os olhos, usar máscaras nasais para evitar a respiração dos vapores ou sprays e usar sempre vestuário de proteção. A figura 2.1 abaixo apresenta o símbolo de um produto químico corrosivo.

Fig. 2.1: Símbolo de perigo de um material corrosivo

Os tipos de toxicidade em que as substâncias podem causar letalidade para todo o corpo, letalidade para órgãos específicos, danos maiores ou menores, ou causar cancro. De acordo com a Comissão Económica das Nações Unidas para a Europa (UNECE), estas são definições globalmente aceites do que é a toxicidade. Os materiais **tóxicos** podem causar efeitos potencialmente fatais mesmo em pequenas quantidades e com uma exposição curta. É preferível não ingerir o material, não o deixar entrar em contacto com a pele nem respirá-lo. Os produtos químicos/materiais tóxicos podem ser simbolizados na figura 2.2 abaixo

Fig 2.2: **Símbolo de perigo de um material tóxico**

Outro tipo de riscos para a saúde são os Irritantes, que são substâncias que podem causar lesões na pele, nos olhos ou nas vias respiratórias após uma única exposição. Estas lesões podem ir desde pequenas lesões, inicialmente invisíveis, após a exposição a irritantes fracos, até queimaduras químicas após a exposição a irritantes muito fortes (ou seja, substâncias corrosivas). A exposição prolongada ou repetida a irritantes fracos ou uma única exposição a irritantes mais fortes pode resultar em efeitos prolongados na saúde, como eczema ou asma (Terwoert, 2017). Os irritantes estão presentes em muitos sectores e profissões. Os irritantes e os produtos que os contêm podem ser identificados através da sua classificação e rotulagem. A prevenção deve incluir combinações de medidas na fonte, medidas técnicas e organizacionais, proteção e higiene pessoal e alerta precoce. As substâncias irritantes podem ser simbolizadas na figura 2.3 abaixo

Fig 2.3: **Símbolo pictórico de um irritante** A última classificação de um perigo para a saúde é a dos perigos nocivos. Qualquer perigo para a saúde pode ser nocivo e causar efeitos graves e prolongados na saúde em caso de exposição a curto ou longo prazo. Não ingerir o material, não permitir que entre em contacto com a pele nem respirar. As substâncias nocivas são representadas pelo símbolo da Fig 2.4

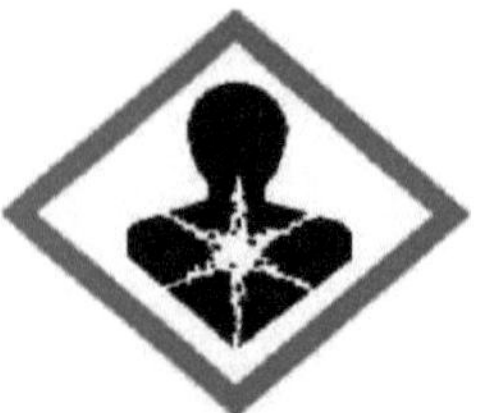

Fig 2.4: **Símbolo das substâncias nocivas.**

2.2 PETROL

A gasolina é um líquido transparente, derivado do petróleo, utilizado principalmente como combustível em motores de combustão interna. É constituída principalmente por compostos orgânicos obtidos pela destilação fraccionada do petróleo, reforçados com uma variedade de aditivos. Em média, um barril de petróleo bruto de 42 galões (159 L) produz cerca de 19 galões americanos (72 L) de gasolina quando processado numa refinaria de petróleo, embora este valor varie em função do teor de petróleo bruto.

A caraterística de uma determinada mistura de gasolina de resistir a uma ignição demasiado precoce (que provoca o batimento e reduz o rendimento dos motores alternativos) é medida pelo seu índice de octanas. A gasolina é produzida em vários graus de octanagem. O tetraetilchumbo e outros compostos de chumbo já não são utilizados na maioria das regiões para regular e aumentar o índice de octanas, mas muitos outros aditivos são colocados na gasolina para melhorar a sua estabilidade química, controlar a corrosividade e proporcionar a "limpeza" do sistema de combustível, bem como determinar as caraterísticas de desempenho na utilização prevista.

Por vezes, a gasolina também contém etanol como combustível alternativo, por razões económicas, políticas ou ambientais.

A gasolina, utilizada em todo o mundo no grande número de motores de combustão interna utilizados nos transportes e na indústria, tem um impacto significativo no ambiente, tanto em termos de efeitos locais (por exemplo, smog) como de efeitos globais (por exemplo, efeitos no clima). A gasolina também pode entrar no ambiente sem combustão, como líquido e como vapores, devido a fugas e manuseamento durante a produção, transporte e entrega, a partir de tanques de armazenamento, a partir de derrames, etc.

Hidrocarbonetos totais de petróleo (TPH) é um termo utilizado para qualquer mistura de hidrocarbonetos que se encontra no petróleo bruto. De acordo com a Agência para o Registo de Substâncias Tóxicas e Doenças (ATSDR), os produtos químicos presentes nos TPH incluem o hexano, o benzeno, o tolueno, os xilenos, o naftaleno e o fluoreno. A exposição a estes produtos químicos pode variar entre beber água contaminada com TPH, respirar ar em estações de gasolina, utilizar produtos químicos em casa ou no trabalho, ou utilizar determinados pesticidas e até trabalhar em profissões que utilizam produtos petrolíferos. Alguns dos compostos de TPH podem afetar o sistema nervoso central. Um composto pode causar dores de cabeça e tonturas em níveis elevados no ar. Outro composto pode causar um distúrbio nervoso chamado "neuropatia periférica", que consiste em dormência nos pés e nas pernas. Outros compostos de TPH podem causar efeitos no sangue, no sistema imunitário, nos pulmões, na pele e nos olhos (ATSDR, 2014).

2.2.1 Gasolina - os perigos

A gasolina é um líquido altamente inflamável que pode libertar vapor inflamável, mesmo a temperaturas muito baixas. Flutua à superfície da água e pode percorrer longas distâncias, acabando por causar perigo longe do local onde se escapou;O vapor de gasolina não se dispersa facilmente e pode também percorrer longas distâncias. Tem tendência a afundar-se até ao nível mais baixo possível e pode acumular-se em tanques, cavidades, esgotos, poços ou outras áreas fechadas, onde há pouca circulação de ar. Existe também um perigo se a gasolina for derramada em roupas, panos, etc.; o vapor de gasolina pode ser prejudicial se inalado. A gasolina não deve ser ingerida e o contacto com a pele deve ser evitado.

De acordo com a Lei sobre Saúde e Segurança no Trabalho, a sua entidade patronal tem a responsabilidade de tomar todas as medidas razoáveis para garantir a sua segurança e de o equipar para fazer o seu trabalho sem perigo para si e para os outros.

2.2.2 Método de combustão

A Administração de Informação sobre Energia dos Estados Unidos (EIA) estima que o consumo de gasolina e gasóleo (destilado) para transportes nos EUA em 2016 resultou na emissão de cerca de 1

102 milhões de toneladas métricas de dióxido de carbono (CO2) e 437 milhões de toneladas métricas de CO2, respetivamente, num total de 1 540 milhões de toneladas métricas de CO2. Este total foi igual a 82% do total de emissões de CO2 do sector dos transportes dos EUA e igual a 30% do total de emissões de CO2 relacionadas com a energia dos EUA em 2016. A principal preocupação com a gasolina no ambiente, para além das complicações da sua extração e refinação, é o potencial efeito no clima através da produção de dióxido de carbono. A gasolina não queimada e a evaporação do depósito, quando na atmosfera, reagem com a luz solar para produzir smog fotoquímico. A ficha de dados de segurança da gasolina sem chumbo indica a presença de pelo menos 15 substâncias químicas perigosas em várias quantidades, incluindo benzeno (até 5% em volume), tolueno (até 35% em volume), naftaleno (até 1% em volume), trimetilbenzeno (até 7% em volume), Éter metilterbutílico (MTBE) (até 18% em volume, nalguns estados) e cerca de dez outros (TESORO, 2003). Os hidrocarbonetos presentes na gasolina apresentam geralmente baixa toxicidade aguda, com DL50 de 700-2700 mg/kg para compostos aromáticos simples. O benzeno e muitos aditivos antidetonantes são cancerígenos.

As pessoas podem ser expostas à gasolina no local de trabalho através da ingestão, da inalação de vapores, do contacto com a pele e do contacto com os olhos. O Instituto Nacional de Segurança e Saúde Ocupacional (NIOSH) designou a gasolina como um agente cancerígeno (CDC, 2015).

2.3 RISCOS PARA A SAÚDE PREVALECENTES NAS ESTAÇÕES DE SERVIÇO

2.3.1 Benzeno, Tolueno, Etilbenzeno e Xileno (BTEX)

O benzeno é considerado o composto mais perigoso do grupo dos BTX. A Agência Internacional para a Investigação do Cancro (IARC) e a Agência de Proteção Ambiental dos Estados Unidos (USEPA) classificaram o benzeno como um agente cancerígeno para o homem do Grupo A e da CLASSE 1, respetivamente (OMS, 2010), mas, de acordo com a Agência para o Registo de Substâncias Tóxicas e Doenças, o xileno e o tolueno não se incluem neste grupo. A exposição humana a curto prazo a concentrações relativamente elevadas de benzeno pode dar origem a vários efeitos adversos para a saúde, como dores de cabeça, tonturas, incapacidade de concentração, perturbações da memória a curto prazo e até tremores (Navasumrit et al, 2005). Já as exposições a longo prazo podem dar origem a efeitos mais complexos para a saúde, que incluem hematotoxicidade, genotoxicidade, efeitos imunológicos e reprodutivos, bem como vários tipos de cancro (OMS, 2010).

Vários estudos demonstraram que a exposição crónica ao benzeno por parte dos empregados das estações de serviço pode resultar na ocorrência de cancro e de outros efeitos adversos para a saúde (Soldators et al, 2003). Num estudo semelhante, foram observados danos no ADN dos empregados de estações de serviço expostos ao benzeno (Keretetse et al, 2008). As concentrações de BTX no ar foram relatadas como sendo mais elevadas para os assistentes das estações de serviço, em comparação com outros locais dentro e em redor das estações de serviço. Investigações realizadas no Irão com assistentes de estações de serviço revelaram que estes correm mais riscos de efeitos adversos para a saúde do que os condutores (Bahrami et al, 2007). Outro estudo efectuado em Owerri, na Nigéria, mostrou que a exposição de todo o corpo dos empregados de gasolina nigerianos aos vapores de gasolina pode ter efeitos a longo prazo, uma vez que essa exposição pode causar hepatotoxicidade e nefrotoxicidade (Nwanjo et al, 2007)

2.3.2 Emissões de veículos

Os automóveis e camiões produzem poluição atmosférica durante todo o seu período de funcionamento, incluindo a poluição emitida durante o funcionamento do veículo, o reabastecimento, o fabrico e a eliminação. Outras emissões estão associadas à refinação e distribuição do combustível para veículos. As emissões dos veículos continuam a ser uma ameaça para a saúde ambiental, prevendo-se que aumentem razoavelmente à medida que a propriedade dos veículos aumenta no mundo. Mais de 600 milhões de pessoas em todo o mundo estão expostas a níveis perigosos de poluentes gerados pelo tráfego - ONU, (1998). Pensa-se que a exposição humana a estes poluentes atmosféricos devido ao tráfego constitui um grave problema de saúde, especialmente nas zonas urbanas, onde os níveis de poluição estão a aumentar. A poluição devida ao tráfego constitui até 90 - 95% dos níveis ambientais de CO, 80 - 90% de NOx, hidrocarbonetos e partículas no mundo, representando uma séria ameaça à saúde humana (Savile, 1993). Um estudo realizado em Calabar, na Nigéria, mostrou que o Índice de Qualidade do Ar (IQA) para o CO, NO_2 , SO_2 e PM_{10} variava entre moderado (C) e muito mau (E), respetivamente, o que é inferior à norma da USEPA para a classificação da qualidade do ar (Abam, 2009). Outra investigação efectuada mostrou que as fontes de transporte nos EUA eram responsáveis por 77% dos níveis de CO, 80-90% de NOx, 36% de compostos orgânicos voláteis e 22% de partículas USEPA, (1993). Do mesmo modo, no Reino Unido, verificou-se que a concentração média de NO_2 aumentou 35% entre 1986 e 1991 devido ao aumento das emissões veiculares CEC, (1992). Esta é uma indicação clara de que as emissões dos veículos são uma fonte importante de poluição do ar ambiente e devem ser controladas se se quiser garantir uma qualidade do ar aceitável. Além disso, existem numerosos problemas de saúde associados à elevada concentração destes poluentes. Por exemplo

O NO_2 é responsável pelo comprometimento do sistema imunitário, exacerbação da asma e doenças respiratórias crónicas: redução da função pulmonar e doenças cardiovasculares Schwela, (2000). As partículas são perigosas e estão associadas a factores que facilitam o desenvolvimento do cancro do pulmão e aumentam a taxa de mortalidade Schwela, (2000). A poluição atmosférica proveniente de automóveis e camiões divide-se em poluentes primários e secundários.

A poluição primária é emitida diretamente para a atmosfera. Os principais poluentes primários dos veículos a motor são os seguintes Partículas (PM), óxidos de azoto (NOX), monóxido de carbono (CO), óxidos de enxofre (SOX) e alguns gases com efeito de estufa, como o dióxido de carbono (CO_2).

As partículas (PM) são poluentes primários que são partículas inaláveis e respiráveis compostas por sulfato, nitratos, amoníaco, cloreto de sódio, carbono negro, poeira mineral e água. Podem também ser formadas como poluentes secundários quando as emissões de óxidos de azoto e óxidos de enxofre, amoníaco, compostos orgânicos e outros gases reagem na atmosfera (EPA, 2017). As partículas com um diâmetro inferior a 10 microns (PM_{10}), incluindo as partículas finas com menos de 2,5 microns ($PM_{2.5}$) representam os maiores riscos para a saúde, uma vez que são capazes de penetrar nos pulmões das pessoas e entrar na sua corrente sanguínea As fontes de PM incluem os motores de combustão (tanto a gasóleo como a gasolina), a combustão de combustíveis sólidos (carvão, lenhite, óleos pesados e biomassa) para a produção de energia nos agregados familiares e na indústria, bem como outras actividades industriais (construção, exploração mineira, fabrico de cimento, cerâmica e tijolos, e fundição) (OMS, 2017).Os óxidos de azoto (NOx) são outro tipo de poluentes primários que causam irritação pulmonar e enfraquecem as defesas do organismo contra infecções respiratórias, como a pneumonia e a gripe. Além disso, contribuem para a formação de ozono troposférico e de partículas. A nível mundial, as quantidades de óxidos de azoto produzidas naturalmente (por ação bacteriana e vulcânica e por relâmpagos) ultrapassam de longe as emissões antropogénicas (produzidas pelo homem). As emissões antropogénicas devem-se principalmente à combustão de combustíveis fósseis, tanto de fontes fixas, ou seja, produção de energia (21%), como de fontes móveis, ou seja, transportes (44%). Outras contribuições atmosféricas provêm de processos não relacionados com a combustão, por exemplo, o fabrico de ácido nítrico, os processos de soldadura e a utilização de explosivos. O dióxido de azoto (NO_2), emitido principalmente por fontes de produção de energia, industriais e de tráfego, é um constituinte importante das partículas e do ozono. Há cada vez mais provas de que, independentemente, pode aumentar os sintomas de bronquite e asma, bem como levar a infecções respiratórias e a uma redução da função pulmonar e do crescimento. As evidências também sugerem que o NO_2 pode ser responsável por uma grande carga de doença, com a exposição ligada à mortalidade prematura e à morbidade por doenças cardiovasculares e respiratórias (OMS, 2017).O monóxido de carbono (CO) é um gás inodoro, incolor e venenoso formado pela combustão de combustíveis fósseis, como a gasolina, e é emitido principalmente por carros e camiões. Quando inalado, o CO bloqueia o oxigénio do cérebro, do coração e de outros órgãos vitais. As centrais eléctricas e os veículos a motor criam óxidos de enxofre através da queima de combustíveis que contêm enxofre, especialmente o gasóleo. O dióxido de enxofre (SO_2) é produzido principalmente a partir da queima de combustíveis fósseis (carvão e petróleo) e da fundição de minérios que contêm enxofre. A exposição ao SO_2 afecta o sistema respiratório e o funcionamento dos pulmões e provoca irritação nos olhos. A inflamação do trato respiratório causada pelo SO_2 pode agravar a asma e a bronquite crónica, bem como aumentar o risco de infeção, levando a um aumento das admissões hospitalares e das visitas às salas de emergência. O SO_2 também se combina com a água no ar para formar ácido sulfúrico - o principal componente da chuva ácida. Os veículos a motor também emitem poluentes, como o dióxido de carbono, que contribuem para as alterações climáticas globais. De facto, os automóveis e os camiões são responsáveis por mais de um quinto do total da poluição causada pelo aquecimento global nos Estados Unidos; os transportes, que incluem o transporte de mercadorias, os comboios e os aviões, são responsáveis por cerca de trinta por cento de todas as emissões de gases que provocam o aquecimento.

A poluição secundária resulta de reacções químicas entre os poluentes presentes na atmosfera. Alguns destes poluentes incluem os poluentes atmosféricos perigosos e os hidrocarbonetos. Os poluentes atmosféricos perigosos (tóxicos) são compostos químicos que têm sido associados a defeitos genéticos, cancro e outras doenças graves. A Agência de Proteção do Ambiente calcula que os tóxicos atmosféricos emitidos pelos automóveis e camiões - que incluem o benzeno, o acetaldeído e o 1,3-butadieno - são responsáveis por *metade* de todos os cancros causados pela poluição atmosférica. No entanto, os hidrocarbonetos (HC) reagem com os óxidos de azoto na presença da luz solar para formar ozono ao nível do solo, um dos principais ingredientes do smog. Embora benéfico na atmosfera superior, ao nível do solo este gás irrita o sistema respiratório, provocando tosse, asfixia e redução da capacidade pulmonar.

2.3.3 Ruído

Os efeitos do ruído na saúde são as consequências para a saúde da exposição regular a níveis sonoros elevados e constantes. O ruído elevado no local de trabalho ou no ambiente pode provocar deficiências auditivas, hipertensão, doenças cardíacas crónicas, incómodo e perturbações do sono. Alterações no sistema imunitário e defeitos congénitos foram também atribuídos à exposição ao ruído (Passchier-Vermeer et al., 2000).

Para além destes efeitos, os níveis elevados de ruído podem criar stress, aumentar as taxas de acidentes no local de trabalho e estimular a agressão e outros comportamentos anti-sociais (Kryter et al., 1994). As causas mais significativas são o ruído de veículos e aeronaves, a exposição prolongada a música alta e o ruído industrial.

Segundo o New York Times, o ruído não é apenas um incómodo, mas também um perigo para a saúde, causando perda de audição, zumbidos, hiperacusia (intolerância a níveis sonoros normais) e efeitos não auditivos para a saúde, como o aumento das hormonas do stress, hipertensão, diabetes, doenças cardiovasculares e morte.

A maior vantagem pode ser alcançada através da educação do público sobre os efeitos perigosos da exposição excessiva ao ruído e da necessidade de iniciar programas para trabalhadores e empregadores sobre a importância da utilização de dispositivos de proteção auditiva pessoal para prevenir a perda auditiva induzida pelo ruído entre os trabalhadores da indústria do petróleo e do gás (AbeTaye et al., 2009)

2.4 FACTORES QUE AFECTAM A PRESENÇA DE POLUENTES NO AR

Uma vez no ambiente, os poluentes atmosféricos podem ser dispersos através do ar, da água, do solo, dos organismos vivos e dos alimentos. No entanto, dependendo da fonte de emissão e do poluente em causa, as vias de dispersão variam. A dispersão dos poluentes atmosféricos é afetada por factores como: condições meteorológicas (velocidade e direção do vento), altura das emissões, caraterísticas geográficas, humidade e fonte (automóveis) (AEA, 2016).

2.4.1 Humidade

A humidade é a quantidade de vapor de água presente no ar. A humidade indica a probabilidade de precipitação, orvalho ou nevoeiro. A influência da humidade em muitas técnicas de monitorização da qualidade do ar tem sido sempre um grande problema (Cristina et al, 2017). Os detectores de fotoionização (PID) não são os únicos afectados. Os detectores de ionização por chama de cromatógrafo de gás (GC-FIDs) também foram comprovadamente afectados (LeBouf et al., 2013); no entanto, estes testes foram realizados a níveis de parte por milhão (ppm). Entre as técnicas de medição de referência para medir os poluentes atmosféricos, o ozono, o NO e o NO2 também dependem da humidade (Gerboles et al., 2003; Hayden, 2003; Minarro e Ferradâs, 2012; Steinbacher et al., 2007). Para uma dada fração de quantidade de benzeno, quanto maior for a humidade absoluta na amostra, menores serão as leituras do cromatógrafo (Cristina et al, 2017). Além disso, de acordo com o manual de métodos analíticos para hidrocarbonetos aromáticos do National Institute for Occupational Safety and Health (NIOSH), uma das interferências na utilização de um GC-FID para medir o benzeno no ar ambiente é a humidade elevada, que pode reduzir os volumes de penetração, resultando numa leitura inferior.

2.4.2 Temperatura

O material particulado fino e as temperaturas extremas têm sido associados a alterações na pressão arterial. No entanto, poucos estudos avaliaram as suas acções hemodinâmicas conjuntas em indivíduos com elevado risco de eventos cardiovasculares (Giorgini et al., 2015). De acordo com um estudo, a exposição a curto prazo a poluentes atmosféricos, como o PM e o ozono, pode estar associada a um aumento da PA e a uma diminuição da PA, respetivamente (Hoffman et al., 2012).

Além disso, as influências da temperatura na concentração de alguns poluentes, como o SO2 e o NOX, foram avaliadas durante diferentes estações do ano e verificou-se que eram mais eficazes no verão, quando a temperatura era elevada, do que noutras estações (Ramasamy et al., 2013). Em resumo, a luz solar faz com que alguns poluentes sofram reacções químicas, produzindo smog, enquanto as temperaturas mais elevadas aceleram as reacções químicas no ar.

2.4.3 Vento

A medição da velocidade e da direção do vento é importante na monitorização da qualidade do ar. Pode ajudar a identificar a localização da fonte de poluição e também fornecer uma melhor imagem global do que se está a passar no ar. A direção do vento é indicada como a direção de onde o vento vem. A velocidade e a direção do vento podem ser diferentes a diferentes altitudes. Os investigadores demonstraram que a recirculação do ar urbano pode conduzir a elevadas concentrações de poluentes primários e secundários. Anchorage e Fairbanks, no Alasca, registam frequentemente dias em que as concentrações de CO excedem as Normas Nacionais de Qualidade do Ar Ambiente (NAAQS). Verificou-se que esses dias ocorrem durante os meses mais frios do inverno, quando o ar estagna nos vales (Zimmerman et al., 1974). As concentrações elevadas de O3 ocorrem geralmente durante as estações solarengas, mas não necessariamente em condições de estagnação atmosférica. O vento transporta os contaminantes do ar para longe da sua fonte, provocando a sua dispersão. Em geral, quanto maior for a velocidade do vento, menor será a concentração de poluentes atmosféricos devido a um aumento da dispersão. No entanto, uma velocidade elevada do vento pode resultar num aumento da poeira que, por sua vez, afectará as concentrações de partículas no ar (Waikato,)

2.5 LIMITE DE EXPOSIÇÃO ACEITÁVEL

O Clean Air Act exige que a Agência de Proteção do Ambiente (EPA) estabeleça normas nacionais de qualidade do ar ambiente (NAAQS) para seis (6) poluentes atmosféricos comuns. O Clean Air Act identifica dois tipos de normas nacionais de qualidade do ar ambiente. As normas primárias garantem a proteção da saúde pública, incluindo a proteção da saúde das populações "sensíveis", como os asmáticos, as crianças e os idosos. As normas secundárias garantem a proteção do bem-estar público, incluindo a proteção contra a diminuição da visibilidade e os danos causados a animais, culturas, vegetação e edifícios.

Estes poluentes podem prejudicar a saúde humana, o ambiente e até resultar em danos materiais. No entanto, cinco destes poluentes são comuns nas estações de serviço e estão representados no quadro 2.1. As unidades de medida das normas são partes por milhão (ppm) em volume, partes por bilião (ppb) em volume e microgramas por metro cúbico de ar $^\wedge$g/m^3).

Tabela 2.1: Tabela de NAAQS

Poluente [ligações para quadros históricos de revisões de NAAQS]	Primário/ Secundário	Tempo médio	Nível	Formulário
Monóxido de carbono (CO)	primário	8 horas	9 ppm	Não deve ser excedido mais de uma vez por ano
		1 hora	35 ppm	
Dióxido de azoto (NO_2)	primário	1 hora	0.1 ppm	Percentil 98 das concentrações máximas diárias por hora, calculadas em média durante 3 anos
	primário e secundário	1 ano	53 ppb[2]	Média anual
Ozono (O)$_3$	primário e secundário	8 horas	70 ppb [3]	Quarta concentração diária máxima anual mais elevada por período de 8 horas, calculada em média durante 3 anos
Partícula Poluição	PM2.$_5$ primário	1 ano	12,0 μg/m^3	média anual, média de 3 anos

Poluente [ligações para quadros históricos de revisões de NAAQS]	Primário/ Secundário	Tempo médio	Nível	Formulário
(PM)	secundário	1 ano	15,0 μg/m^3	média anual, média de 3 anos
	primário e secundário	24 horas	35 μg/m^3	98º percentil , média de 3 anos
	PM$_{10}$ primário e secundário	24 horas	150 μg/m^3	Não deve ser excedido mais de uma vez por ano, em média, durante 3 anos
Dióxido de enxofre (SO)$_2$	primário	1 hora	0,075 ppm[4]	Percentil 99 das concentrações máximas diárias por hora, calculadas

				em média durante 3 anos
	secundário	3 horas	0.5 ppm	Não deve ser excedido mais de uma vez por ano

(1)   Nas áreas designadas como não atingindo as normas baseadas no desempenho antes da promulgação das normas actuais (2008), e para as quais não foram apresentados e aprovados planos de implementação para atingir ou manter as normas actuais (2008), as normas anteriores (1,5 Lig/m3 como média do trimestre civil) também permanecem em vigor.

(2)   O nível da norma anual de NO_2 é de 0,053 ppm. É apresentado aqui em termos de ppb para efeitos de uma comparação mais clara com o nível da norma de 1 hora.

(3)   Regra final assinada a 1 de outubro de 2015 e efectiva a 28 de dezembro de 2015. Além disso, as normas anteriores (2008) O_3 permanecem em vigor em algumas áreas. A revogação das normas anteriores (2008) O_3 e a transição para as normas actuais (2015) serão abordadas na regra de implementação das normas actuais.

(4)   As anteriores normas SO_2 (0,14 ppm por período de 24 horas e 0.03 ppm anual) permanecerão adicionalmente em vigor em determinadas áreas: (1) qualquer área para a qual ainda não tenha decorrido um ano desde a data efectiva de designação ao abrigo das normas actuais (2010) e (2) qualquer área para a qual não tenha sido apresentado e aprovado um plano de implementação que preveja o cumprimento da norma atual (2010) e que seja designada como não atingida ao abrigo das normas SO_2 anteriores ou que não cumpra os requisitos de um pedido de SIP ao abrigo das normas SO_2 anteriores (40 CFR 50.4(3)). Um pedido de SIP é uma ação da EPA que exige que um Estado volte a apresentar a totalidade ou parte do seu Plano de Implementação do Estado para demonstrar a consecução das NAAQS exigidas.

De acordo com a investigação realizada pelo Programa das Nações Unidas para o Ambiente (PNUA) em 2015, a indústria mais notável com potencial para afetar a qualidade do ar é a indústria do petróleo bruto. A poluição atmosférica é regulada por três grandes regulamentos emitidos pela Agência Nacional de Execução de Normas e Regulamentos Ambientais, que são

•   Regulamento de 1991 relativo à gestão dos resíduos sólidos e perigosos, que contém uma lista pormenorizada dos resíduos perigosos e potencialmente perigosos.

•   Regulamento Nacional de Proteção do Ambiente de 1991, que tinha poderes para adjudicar a redução da poluição às indústrias, bem como às instalações que geram resíduos

•   Orientações e normas nacionais para o controlo da poluição ambiental na Nigéria

Não foi possível encontrar informações sobre a política nacional em matéria de qualidade do ar, as legislações e os programas relativos à qualidade do ar, os sistemas de monitorização da qualidade do ar, incluindo os principais desafios em matéria de qualidade do ar na Nigéria. No entanto, uma das principais fontes de emissões atmosféricas são as emissões dos veículos (PNUA, 2015). De 2010 a 2011, na Nigéria, houve um aumento de 32% no registo de veículos comerciais e de 7% nos centros urbanos. No entanto, os gases de escape dos veículos são frequentemente caracterizados por veículos antigos. As emissões dos veículos são as principais fontes de PM, NO2 e CO (OMS, 2017).

A norma de ruído da Administração de Segurança e Saúde no Trabalho (OSHA) (29 CFR 1910.95) exige que as entidades patronais tenham um programa de conservação auditiva em vigor se os trabalhadores estiverem expostos a um nível de ruído médio ponderado no tempo (TWA) de 85 decibéis (dBA) ou superior durante um turno de trabalho de 8 horas. O limite de exposição admissível (PEL) da OSHA para a exposição ao ruído é de 90 dBA para um TWA de 8 horas e a norma utiliza uma taxa de câmbio de 5 dBA. Isto significa que quando o nível de ruído é aumentado em 5 dBA, a quantidade de tempo a que um trabalhador está exposto é reduzida para metade. No entanto, o NIOSH tem um limite de exposição TWA de 8 horas recomendado de 85dBA e uma taxa de câmbio de 3dBA.

2.6 UTILIZAÇÃO DE EQUIPAMENTOS DE PROTECÇÃO INDIVIDUAL (EPI) NAS ESTAÇÕES DE SERVIÇO

Os frentistas de postos de gasolina estão frequentemente expostos a inúmeros riscos e agravos à saúde que devem ser considerados prejudiciais à sua saúde (Cezar et al., 2012). Entre os riscos estão: movimentos repetitivos, frio, contacto com combustíveis e outros produtos químicos, emissões veiculares, ruído e até calor. Hidrocarbonetos aromáticos, tolueno, benzeno, poluentes atmosféricos como dióxido de enxofre, monóxido de carbono e material particulado, componentes de combustíveis e até solventes químicos são produtos químicos aos quais esses trabalhadores estão expostos (MIH-BR, 2001).

As principais vias de exposição a estes produtos são a inalação de fumos, o trato digestivo e a pele, dependendo da hidratação, da temperatura e da integridade da pele (Costa et al., 2002). No entanto, estas exposições podem causar dores de estômago, alergias, comichão na pele, especialmente nas mãos, tonturas e alterações no sistema nervoso central e no sistema respiratório (Dib et al., 2007).

Devido às diferenças individuais em termos de sensibilidade à absorção, os níveis seguros de exposição ao benzeno, bem como a alguns outros produtos químicos, são incertos (Machado et al., 2003). No contexto dos trabalhadores das estações de serviço, chama-se a atenção para as acções e programas de saúde que visam reduzir a exposição ao benzeno (Machado et al., 2003).

O equipamento de proteção individual (EPI) é utilizado para criar uma barreira de proteção entre um trabalhador e os perigos existentes no local de trabalho. O EPI pode incluir respiradores, luvas resistentes a produtos químicos, calçado de segurança e vestuário, como aventais, batas, etc.

Uma das principais razões para a falta de uso de EPIs em alguns postos de gasolina em Rio Grande-RS, Brasil, foi o fato de não haver EPIs disponíveis no trabalho para serem usados. Outros motivos foram relatados, como desconforto, não exigência das normas da empresa e não utilização em treinamentos (Rocha et al., 2014).

De acordo com um estudo sobre Leucemia Mieloide Aguda versus ocupação profissional (Carvalho et al., 2011), há necessidade de esclarecer a atividade laboral e o tempo de exposição às substâncias utilizadas no processo, pois a população geralmente não tem um profundo entendimento ou conhecimento a respeito dos malefícios ou até mesmo negligencia os malefícios ignorando assim possíveis riscos à saúde. Por isso, é fundamental a formação e educação sobre os EPIs e suas utilizações, higiene e também medidas de proteção colectiva.

CAPÍTULO 3

MATERIAIS E MÉTODOS

3.1 ÁREA DE ESTUDO

O estudo foi realizado no estado de Lagos, localizado na zona geopolítica do sudoeste da Nigéria. Embora seja o mais pequeno em área dos 36 estados da Nigéria (Ngex, 2014), o estado de Lagos é indiscutivelmente o estado economicamente mais importante do país, contendo Lagos (Eko), a maior área urbana do país. A norte e a leste, faz fronteira com o Estado de Ogun. A oeste, partilha fronteiras com a República do Benim. A sul, o Oceano Atlântico. As suas coordenadas são 6°35N 3°45E

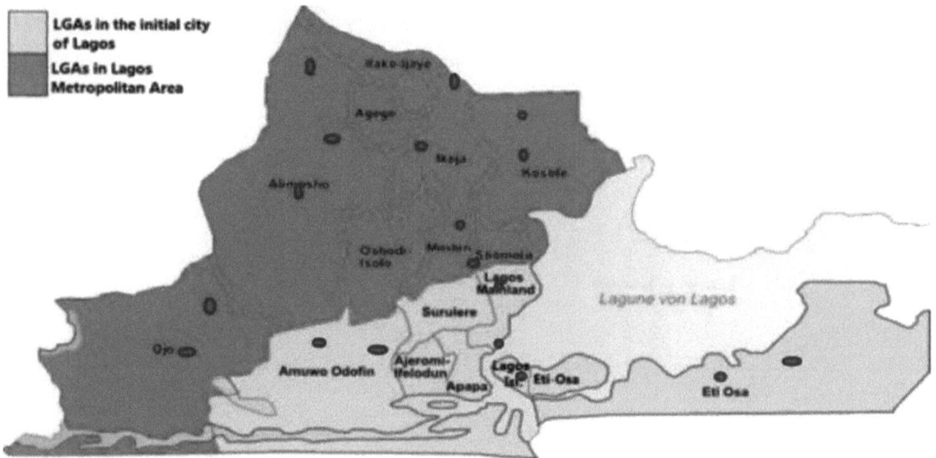

Fig 3.1 Áreas do Governo Local no Estado de Lagos, Nigéria

Fonte: Google Imagens

O Estado de Lagos está dividido em cinco Divisões Administrativas, que por sua vez estão divididas em vinte (20) Áreas de Governo Local (LGAs). Estão representadas na Tabela 3.1 abaixo

Tabela 3.1: Divisões Administrativas e respectivas Áreas de Governo Local de Lagos

Administrativo Divisões	Áreas das administrações locais
IKEJA	Agege, Alimosho, Ifako-Ijaye, Ikeja, Kosofe, Mushin, Oshodi-Isolo e Shomolu
LAGOS	Apapa, Eti-osa, Ilha de Lagos, Lagos Continental, Surulere

BADAGRY	Ajeromi-Ifelodun, Amuwo-Odofin, Ojo, Badagry
IKORODU	Ikorodu
EPE	Ibeju-Lekki, Epe

As primeiras 16 das LGAs acima referidas compreendem a área estatística da área metropolitana de Lagos. As restantes quatro (4) LGAs (Badagry, Ikorodu, Ibeju-Lekki e Epe) estão situadas no Estado de Lagos, mas não fazem parte da área metropolitana de Lagos.

Em 2003, muitas das 20 LGAs existentes foram divididas, para fins administrativos, em Áreas de Desenvolvimento do Conselho Local.

3.2 CONCEPÇÃO DA INVESTIGAÇÃO

Para este estudo, utilizei um desenho de investigação exploratório e de estudo de caso, porque o estudo se centrava na avaliação dos potenciais perigos para a saúde das estações de serviço para os seus trabalhadores (os empregados). Assim, este estudo foi descritivo, comparativo e exploratório.

3.3 POPULAÇÃO ESTUDADA

As amostras de ar ambiente deveriam ser recolhidas em quatro (4) estações de serviço por cada divisão administrativa do estado de Lagos para perfazer um total de vinte (20), mas, em vez disso, foram selecionadas aleatoriamente dezoito (18) estações de serviço em todas as 5 divisões devido a alguns problemas com a gestão de algumas estações de serviço selecionadas. Neste estudo, foram selecionados 2 assistentes por estação de serviço para entrevistas e observações.

3.5 FONTES DE DADOS

Este estudo baseou-se principalmente em dados primários. Os dados primários foram recolhidos através de diferentes técnicas de recolha de dados, tais como observações, discussões e, mais importante ainda, testes de qualidade do ar para identificar e avaliar os potenciais riscos para a saúde presentes no local.

Os dados secundários foram recolhidos de diferentes revistas, artigos relacionados, investigações não publicadas e publicadas.

3.6 RECOLHA DE AMOSTRAS

A investigação envolveu a recolha de amostras do ar ambiente para detetar a presença de poluentes primários, como o dióxido de enxofre (SO_2), o dióxido de azoto (NO_2), o dióxido de carbono (CO_2) e o monóxido de carbono (CO), e de poluentes secundários, como o ozono (O_3), bem como de hidrocarbonetos aromáticos, como o benzeno, o tolueno, o etilbenzeno e o xileno, em cada estação de serviço, durante cinco (5) dias. A amostragem começou às 10 horas da manhã, diariamente, até cerca das 16 horas, com uma média de 45 minutos de amostragem por estação de serviço, incluindo a distribuição de questionários. O equipamento utilizado na monitorização e medição da qualidade do ar inclui um monitor de massa de partículas AEROCET 531, um amostrador de ar P4LC acoplado a um amostrador MSA HazMat Quad Port e um monitor de ar portátil AEROQUAL (Série 500). O monitor de gás de partículas AEROCET 531 foi utilizado para medir as concentrações de partículas. O amostrador de ar P4LC acoplado a um amostrador MSA HazMatQuadPort foi utilizado para bombear ar para um tubo de sorvente sólido (carvão de casca de coco, 100 mg/50 mg) para analisar hidrocarbonetos aromáticos, enquanto o monitor de ar portátil AEROQUAL mede as concentrações de produtos de combustão e os compostos orgânicos voláteis, tais como CO, SO_2, NO_2, O_3 e CO_2. Parâmetros metrológicos como: Temperatura ambiente, direção e velocidade do vento foram monitorizados com um rastreador meteorológico portátil (Kestrel 4500). Estes parâmetros metrológicos foram monitorizados durante o período de amostragem. O nível de ruído foi monitorizado com um sonómetro digital (Quest, modelo 2400) com registo de dados. A contagem do tráfego foi efectuada manualmente, contando os veículos que adquiriram combustíveis a gasóleo e a gasolina durante o período de amostragem. Por fim, as coordenadas GPS de cada local de amostragem foram obtidas utilizando uma aplicação de coordenadas GPS num dispositivo móvel Android.

O quadro 3.2 apresenta o IQA para os poluentes prioritários. Esta é a classificação estabelecida pela USEPA para determinar a qualidade do ar ambiente. Os resultados deste trabalho de investigação e da medição do ar ambiente serão comparados com as classificações do ar ambiente da USEPA obtidas na tabela. Os poluentes do ar ambiente são classificados em categorias que vão de muito bom a muito mau. De (0 - 50) a classificação AQI é A que é muito bom, (16 - 31) AQI é B que é bom, (32 - 49) AQI é C que é moderado, (50 - 99) AQI é D que é mau e (100 ou mais) AQI é E que é muito mau, mostrando valores críticos.

Quadro 3.2: Índice de qualidade do ar para os poluentes prioritários

Categoria AQI	AQI classificação	PM10(μ g/m3)	CO (PPm)	NO2 (ppm)	SO2 (ppm)	PM2.5(μ g/m3)	O3 (PPm)
Muito bom (0-50)	A	0-50	0-2.0	0-0.02	0 - 0.02	0- 12	0.000 - 0.059
Bom (51 -100)	B	51 - 75	2.1 - 4.4	0.021 - 0.03	0.021 - 0.034	12 - 35	0.060 - 0.075
Moderado(101-	C	76 - 100	4.5 - 9.4	0.031 - 0.04	0.035 - 0.144	35 - 53	0.076 -

150)							0.095
Fraco(151 - 200)	D	101 - 150	9.5 - 12.4	0.041 - 0.06	0.145 - 0.224	53.1 - 70	0.096 - 0.115
Muito mau(>200)	E	>150	>12.4	>0.06	>0.225	>71	0.116 - 0.374

Fonte: USEPA 2000

3.7 ANÁLISE DE DADOS

Os métodos de análise de dados incluíram a análise estatística e representações como a análise de gráficos e quadros.

CAPÍTULO 4

RESULTADOS E DISCUSSÃO

4.1 RESULTADO

Foram recolhidas amostras de ar ambiente em 18 estações de serviço nas 5 divisões administrativas do estado de Lagos. Em cada local de amostragem, foram entrevistados dois (2) empregados que distribuíam gasolina e foi-lhes pedido que preenchessem questionários, de modo a determinar o seu empenho na utilização de EPI, observar se apresentavam quaisquer sintomas de saúde que pudessem estar relacionados com os riscos para a saúde a que estão expostos e compreender o empenho da direção no seu bem-estar. Na divisão de Ikeja, foram amostradas seis (6) estações de serviço, cada uma com uma média de 6 bombas de gasolina; na divisão de Badagry, foram amostradas quatro (4) estações de serviço, cada uma com uma média de 4 bombas; na divisão de Epe, foram amostradas duas (2) estações de serviço, na divisão de Lagos, foram amostradas quatro (4) estações de serviço, cada uma com uma média de 5 bombas e, por último, na divisão de Ikorodu, foram amostradas duas (2) estações de serviço, cada uma com uma média de 7 bombas.

4.1.1 Qualidade do ar ambiente

As amostras de ar ambiente foram recolhidas utilizando um monitor de gás portátil com vários sensores para poluentes específicos como CO, NO_2, SO2 e O3. Cada sensor bombeou ar ambiente e analisou-o durante cerca de 5 minutos antes de apresentar as leituras. Foi utilizado um monitor de massa de partículas para medir as concentrações de PM2,5 e PM10 no ar, tendo sido também monitorizados os níveis de ruído em cada local. A Tabela 4.1 - Tabela 4.5 abaixo mostra as concentrações de poluentes secundários e primários em algumas estações de serviço selecionadas em cada divisão administrativa do estado.

Tabela 4.1: Dados sobre a qualidade do ar na divisão de **Ikeja**

Amostragem local	SO_2(ppm)	NO_2(ppm)	O_3(ppm)	CO(ppm)	PM2.5 $(\mu g/m)^3$	PM10 $(\mu g/m^3)$
A	0.54	0.030	0.066	0.00	59.3	119.3
B	0.19	0.030	0.061	0.00	40.2	134.5
C	0.2	0.031	0.07	0.00	84.7	187.6
D	0.02	0.032	0.06	0.00	39.5	201.3

| E | 0.03 | 0.031 | 0.066 | 0.00 | 37.5 | 211.1 |
| F | 0.00 | 0.032 | 0.09 | 0.00 | 23.8 | 132.9 |

Quadro 4.2: Dados sobre a qualidade do ar na **divisão de** Badagry

Locais de amostragem	SO_2(ppm)	NO_2(ppm)	O_3(ppm)	CO (ppm)	PM2,5 (μg^3)	PM10 (μ g/m)^3
G	0.00	0.033	0.00	0.00	24.5	119.9
H	0.37	0.033	0.08	0.00	88.6	221.0
I	0.06	0.032	0.06	0.00	43.2	198.4
J	0.06	0.031	0.06	0.00	59.8	209.1

Tabela 4.3: Dados sobre a qualidade do ar para a **divisão** Epe

Locais de amostragem	SO_2(ppm)	NO_2(ppm)	O_3(ppm)	CO(ppm)	PM2,5 (μ g/m)^3	PM10 (μ g/m)^3
K	0.14	0.033	0.07	0.00	37.2	259.6
L	0.29	0.032	0.08	0.00	85.1	1191.4

Tabela 4.4: Dados sobre a qualidade do ar na Divisão de **Lagos**

Locais de amostragem	SO2 (ppm)	NO2 (ppm)	O3 (ppm)	CO (ppm)	PM2,5 (μ g/m)^3	PM 10 (μ g/m)^3
M	0.11	0.032	0.08	0.00	58.1	134.5
N	1.69	0.032	0.1	0.00	87.9	268.4
O	0.08	0.033	0.07	0.00	52.1	187.5
P	0.02	0.032	0.07	0.00	43.4	152.3

Quadro 4.5: Dados sobre a qualidade do ar na **divisão de** Ikorodu

Locais de amostragem	SO2 (ppm)	NO2 (ppm)	O3 (ppm)	CO (ppm)	PM2,5 (μ g/m)^3	PM10 (μ g/m)^3
Q	0.55	0.031	0.2	13.0	54.2	160.7

R	0.51	0.030	0.13	1.3	94.8	182.0

4.1.2 Monitorização dos parâmetros meteorológicos

A temperatura, a humidade e o vento, factores que podem afetar as concentrações de poluentes no ar, foram monitorizados em todas as estações de serviço e estão representados na Tabela 4.6 abaixo

Quadro 4.6 Temperatura ambiente, humidade e vento para todas as divisões

Sítios	Temp. ambiente (° c)	Humidade (%) '	Velocidade do vento (km/h)	Direção do vento (graus)
Ikeja				
A	32.6	67.6	11.5	120
B	35.7	61.3	2.58	64
C	35.8	56.6	4.13	73
D	38.6	45.8	2.14	85
E	38.7	52.1	1.23	113
F	35	53	12.52	58
Badagry				
G	38.9	69.2	18.36	249
H .	38.6	70.8	16.45	254
I	34	60.9	8.2	263
J	34	67.3	5.4	286
Epe				
K	32.3	70.5	16.48	359
L	33.5	59.9	4.68	72
Lagos				
M	37.4	56.3	-	-
N	35.3	54.5	-	-
O	40	63.6	14.68	61

P	37.4	51	7.7	243
Ikorodu				
Q	31.7	65.3	14.32	215
R	29.8	71.4	12.16	300

4.1.3 Nível de ruído

Utilizando um sonómetro digital (Quest Model 2400), o nível de ruído em cada local foi medido e a contagem do tráfego foi efectuada manualmente durante a amostragem, como se pode ver na Tabela 4.7 abaixo

Quadro 4.7: Contagem do ruído e do tráfego

SÍTIOS	RUÍDO (DB)	CONTAGEM DE TRÁFEGO
IKEJA		
A	70.1	13
B	62.8	30
C	78.2	36
D	81.7	40
E	73.5	16
F	77.2	13
BADAGRY		
G	52.7	09
H	51.8	11
I	65.0	09
J	64.2	16
EPE		
K	51.9	13
L	63.1	14

LAGOS		
M	58.6	15
N	60.2	21
O	89.2	76
P	51.7	12
IKORODU		
Q	95.6	110
R	57.5	28

4.1.4 Índice de Qualidade do Ar (IQA)

O índice de qualidade do ar (IQA) é uma escala de classificação do ar exterior. Quanto mais baixo for o valor do IQA, melhor é a qualidade do ar. Na Nigéria, não existe um quadro legislativo nem uma norma definida para monitorizar as emissões de fontes móveis. O quadro regulamentar criado pelo governo através da FEPA limita-se às emissões geradas por fontes fixas. Na ausência destas normas, os dados deste trabalho de investigação são comparados com as normas de qualidade do ar ambiente da USEPA. A Tabela 4.8 mostra um resumo da classificação do IQA para este estudo em comparação com a norma representada na Tabela 3.2

Quadro 4.8: Resumo da classificação do IQA para a qualidade do ar ambiente do estudo

SÍTIOS	IQA(CO)	IQA (NO)$_2$	IQA (O_3)	IQA (SO_2)	IQA (PM2,5)	IQA (PM10)
IKEJA						
A	A	B	B	E	D	D
B	A	B	B	E	C	D
C	A	C	B	E	E	E
D	A	C	B	A	C	E
E	A	C	B	B	C	E
F	A	C	C	A	B	D
BADAGRY						
G	A	C	A	A	B	D

H	A	C	C	E	E	E
I	A	C	B	E	C	E
J	A	C	B	E	D	E
EPE						
K	A	C	B	E	C	E
L	A	C	C	E	E	E
LAGOS						
M	A	C	C	E	E	D
N	A	C	E	E	E	E
O	A	C	B	E	C	E
P	A	C	B	A	C	E
IKORODU						
Q	E	C	E	E	D	E
R	A	B	E	E	E	E

4.1.5 Concentrações de cada poluente em todos os sítios

As concentrações de cada poluente para todos os dezoito (18) locais de amostragem (A-R) são apresentadas nas Figuras 4.1- 4.8. O local L teve a maior concentração de PM_{10} com $1191.4\mu g/m^3$ enquanto o local A teve a menor concentração de PM_{10} com $119.3\mu g/m^3$ como visto na Fig 4.1. O local Q teve a maior concentração de O3 com 0.2ppm enquanto o local G teve a menor com uma concentração de 0.00ppm como visto na Fig 4.2. Relativamente ao NO2, os locais G, H, K e O registaram uma concentração semelhante de 0,033ppm, enquanto as concentrações mais baixas foram obtidas nos locais A, B e R, com 0,030ppm, como mostra a figura 4.3. Os resultados relativos ao CO variam entre 0,0 e 13 ppm, com os locais A-P a registarem a concentração mais baixa de 0,00 ppm e o local Q a registar a concentração mais elevada de 13 ppm, como se pode ver na figura 4.4. A Fig. 4.5 mostra a concentração de PM2.5, com o local R a registar o valor mais elevado de $94.8\mu g/m^3$ e o local F a registar o valor mais baixo de $23.8\mu g/m^3$. O local N teve a maior medição de SO2 com uma concentração de 1,69ppm, enquanto os locais F e G tiveram a menor concentração de 0,00ppm, como se pode ver na Fig. 4.6. Finalmente, a Fig. 4.7 mostra o nível de ruído para todos os locais e o local Q teve o nível de ruído mais alto de 95,6dB, enquanto o local P teve o nível mais baixo de 51,7dB.

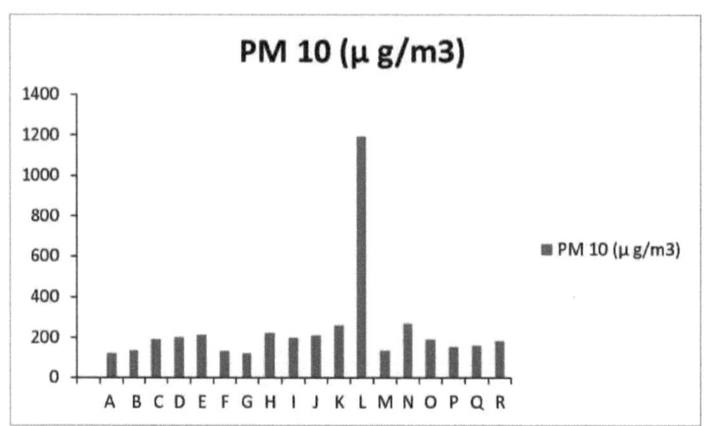

Fig. 4.1: Concentração de PM10

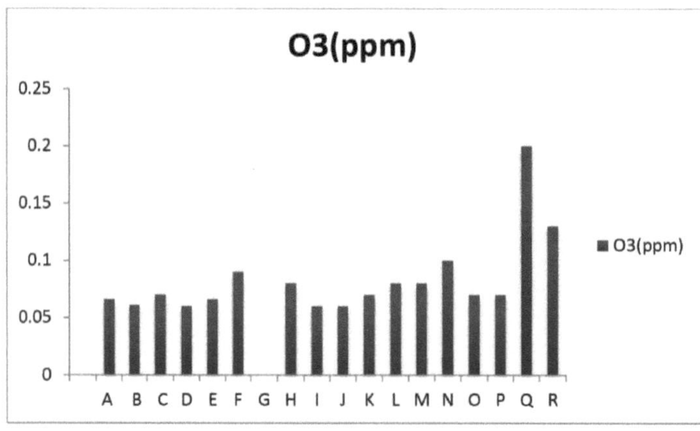

Fig 4.2: Concentração de ozono (O3)

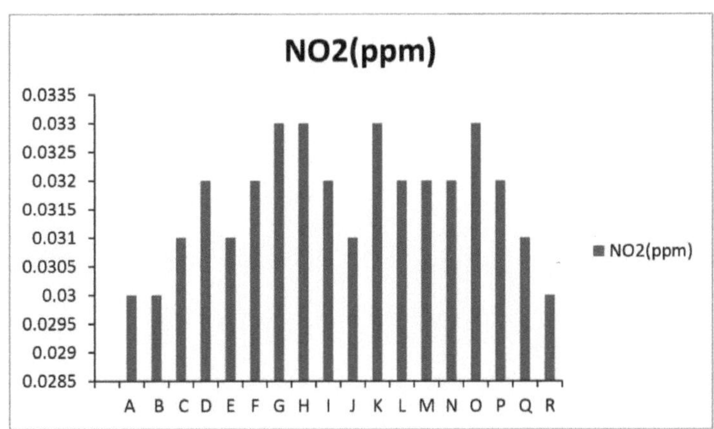

Fig. 4.3: Concentração de NO2

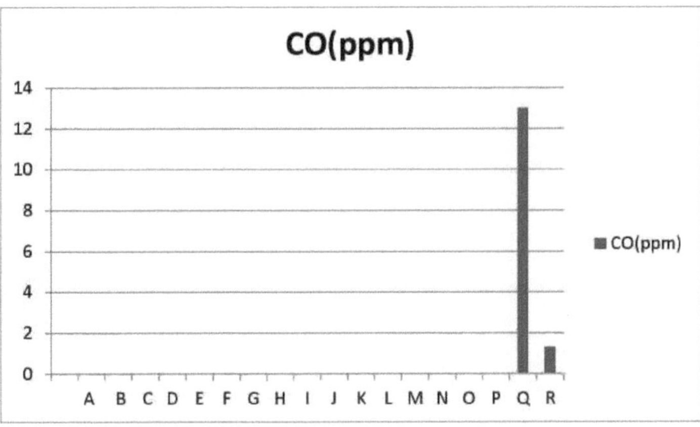

Fig. 4.4: Concentração de monóxido de carbono (CO)

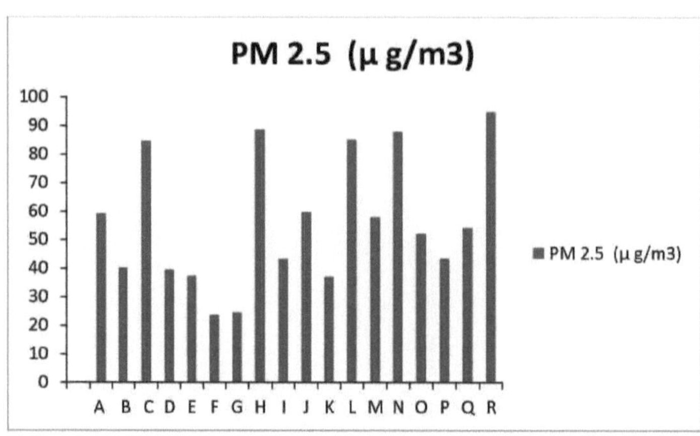

Fig 4.5: Concentração de PM2.5

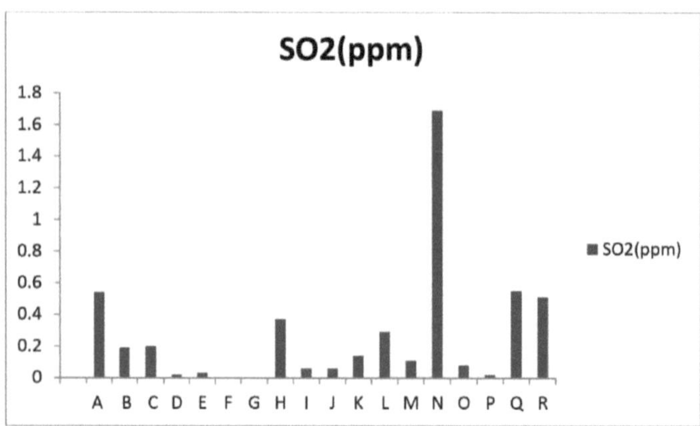

Fig 4.6: Concentração de SO2

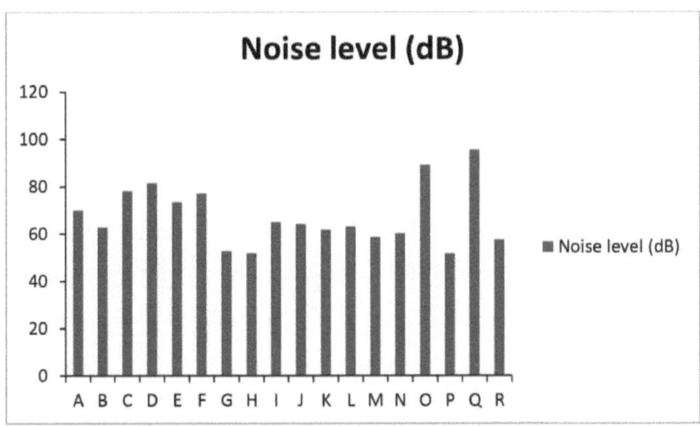

Fig. 4.7: Nível de ruído em todos os locais

4.2 DISCUSSÃO

Os índices de qualidade do ar (IQA) para os seis poluentes critérios são apresentados nos quadros 3.2 e 4.8. Os resultados da qualidade do ar monitorizada, do nível de ruído e dos parâmetros metrológicos em todos os dezoito locais de amostragem estão tabelados nas Tabelas 4.1 - 4.7 e representados por gráficos nas Figuras 4.1 - 4.7. A Tabela 4.1 mostra que o teor de partículas PM10 foi muito elevado em todos os locais. A contagem do tráfego, a direção e a velocidade do vento podem ser parâmetros que afectam este resultado. A concentração mais elevada foi registada no local L, o que se deveu a um aumento das partículas de poeira devido à construção das estradas na altura da amostragem. No geral, a concentração de PM_{10} estava numa faixa de 119μg/m³ - 1191.4LigZm³ contra os limites da USEPA de 150Lig/m³ com mais de 10 locais ultrapassando o limite. Comparando os valores com os níveis de AQI, a qualidade do ar ambiente é má para a maioria dos locais e, portanto, pode afetar a saúde, bem como a eficácia dos atendentes do posto de gasolina. Além disso, a concentração de O3 foi encontrada numa gama de 0,00ppm-0,2ppm, como se pode ver na Tabela 4.1 -4.6 e na Figura 4.2. O valor mais elevado foi observado no local Q. A razão para este valor elevado pode ser o elevado número de tráfego e a longa espera dos autocarros e táxis que recolhem passageiros nesse local. A concentração de O3 no local Q foi superior aos limites aceitáveis da USEPA com classificações AQI de A- B (muito bom - bom), os locais F, H, L e M tiveram classificações AQI de C (moderado). Os locais N,Q e R, no entanto, tiveram classificações de IQA de D-E (mau-muito mau). Utilizando a tabela NAQQS no Quadro 2.1, o nível máximo de exposição para um turno de trabalho de 8 horas é de 0,07ppm. Em comparação com este estudo, sete locais classificaram-se acima de 0,07ppm e, para o tempo de exposição de 18 horas/dia, a maioria destes trabalhadores está exposta a; isto pode levar a danos na saúde dos trabalhadores. Respirar ozono pode desencadear problemas de saúde como a asma (EPA,

2017).

As concentrações de NO2 foram encontradas na faixa de 0,03 a 0,033 na Tabela 4.1-4.6. O valor mais elevado foi registado nos locais G, H, K e O. Embora não pareça haver uma diferença significativa entre as gamas, as concentrações nos locais A, B e R estavam dentro dos padrões de qualidade do ar ambiente da USEPA, enquanto os locais C-Q estavam em C (moderado). A razão poderá ser o número de tráfego e o vento, que podem transferir os poluentes para longe dos pontos de amostragem. Em termos de classificação do IQA para o NO_2, os locais A, B e R estavam em B (bom), enquanto os locais C-Q estavam em C (moderado).

Os resultados de CO estavam na faixa de 0-13ppm, como visto na Fig. 4.4, com o local Q medindo acima do limite permissível dos padrões de qualidade do ar ambiente da USEPA. Comparando os valores de CO nos dezoito locais nas Tabelas 4.1 - 4.6, o valor mais elevado foi registado no local Q devido ao congestionamento do tráfego. Neste local, muitos veículos de transporte público recolhem passageiros, pelo que se observa um longo tempo de espera dos veículos. Como se pode ver no Quadro 4.7, o local Q registou a maior contagem de tráfego, 110, o que pode provocar um aumento dos níveis de CO, ao contrário de outros locais de amostragem. Em termos de IQA, o CO varia de A a E (muito bom a muito mau), com dezassete locais em A (muito bom) e um local, o local Q, em E (muito mau).

PM2.5, a matéria particulada foi considerada muito elevada em nove locais, moderada em sete locais e boa em dois locais, como se pode ver na Tabela 4.8. Comparando PM2.5 com os níveis de AQI, a qualidade média do ar em todos os locais foi moderada. A concentração de $PM_{2.5}$ estava na faixa de 23,8-94,8Lig/mi^3 contra os padrões de qualidade do ar ambiente da USEPA de 70μg/m^3 . O valor elevado depende da contagem de tráfego, dos parâmetros metrológicos e até da duração dos atrasos dos veículos. No entanto, de acordo com a NAQQS, os trabalhadores não devem ser expostos a mais de 35Lg/m^3 durante 24 horas e 150Lg/m^3 não devem ser excedidos mais do que uma vez por ano.

Além disso, a concentração de SO2 estava dentro da faixa de 0,00-1,69ppm, com o valor mais alto no local N. Em alguns locais, as taxas de emissão estavam dentro do limite dos padrões de qualidade do ar ambiente da USEPA, enquanto outros locais estavam acima dos limites da USEPA. Comparando os dados com os níveis do IQA para o SO2, o local E era B (bom), os locais M, O, I-K eram C (moderado), os locais B e C eram D (mau), enquanto os locais A, H, L, N, Q e R. De acordo com a tabela NAQQS, como se pode ver na Tabela 2.1, a concentração máxima diária de SO2 deve situar-se entre 0,075ppm para um período de exposição de 1 hora e 0,5ppm para 3 horas, não devendo ser excedida mais do que uma vez por ano. Este estudo mostra, no entanto, que mais de metade dos locais amostrados excederam o limite de exposição; um exemplo é o local N, onde o nível de exposição ao SO2 foi de 1,69ppm para um turno de trabalho de 18 horas. Este nível de exposição pode ser prejudicial para a saúde dos trabalhadores. A poluição atmosférica sob a forma de SO2 pode produzir efeitos na saúde, como problemas respiratórios (por exemplo, tosse, respiração ofegante e aperto no peito) (Newton, 2017).

O nível de ruído foi mais elevado nos locais O e Q, na ordem dos 89,2dB e 95,6dB, respetivamente, com o nível mais elevado no local Q a medir 95,6dB, onde a contagem de tráfego foi a mais elevada, com 110, como se pode ver na Tabela 4.7. No entanto, a intensidade do ruído é superior ao limite admissível da OSHA para a exposição ao ruído de 90dB para 8 horas TWA e à norma de taxa de câmbio de 5dB. Isto significa que, por cada aumento de 5 dB, o tempo que um trabalhador está exposto a esse nível de ruído deve ser reduzido para metade. No caso deste estudo, os trabalhadores do local Q deveriam estar expostos a esse nível de ruído durante 4 horas, mas em vez disso estão expostos durante 18 horas. A intensidade do ruído e as contagens de tráfego eram elevadas porque o local era uma importante paragem de autocarros e era também utilizado como parque por muitos automobilistas. A exposição excessiva a níveis elevados de ruído pode levar à perda de audição, stress, agressão e comportamentos anti-sociais (Kryter et al., 1994).

CAPÍTULO 5

RESUMO, CONCLUSÕES E RECOMENDAÇÕES

5.1 RESUMO

A fim de avaliar os potenciais riscos para a saúde a que estão expostos os utentes das estações de serviço, foi efectuada a monitorização da qualidade do ar ambiente em 18 locais de amostragem no estado de Lagos, na Nigéria, utilizando um monitor de gás portátil com sensores para os seis poluentes critérios e os níveis de ruído. Foram determinadas as concentrações de cada poluente, bem como os níveis de ruído, a contagem do tráfego e outros parâmetros metrológicos que podem influenciar as concentrações destes poluentes. Cada resultado foi comparado com normas aceitáveis, tais como NAQQS, OSHA, NIOSH e USEPA, para determinar se os trabalhadores estavam expostos a concentrações que poderiam ser prejudiciais para a sua saúde e segurança.

5.2 CONCLUSÃO

Com base no estudo efectuado, podem ser tiradas as seguintes conclusões a maioria dos trabalhadores está exposta a poluentes superiores aos limites aceitáveis; apesar das condições metrológicas, os níveis de emissão destes critérios poluentes continuam a ser elevados, especialmente nas zonas onde o tráfego é elevado; existe um baixo nível de sensibilização dos trabalhadores para os efeitos destes critérios poluentes, das observações efectuadas, não há utilização de EPI nas estações de serviço, uma vez que os trabalhadores não vêem necessidade disso ou nem sequer sabem que têm direito a ele, a maioria dos trabalhadores que trabalham 18 horas/4 dias estão expostos a níveis de poluentes muito mais elevados do que os que trabalham 8 horas/4 dias.

5.3 RECOMENDAÇÃO

Uma vez que os níveis de poluição nas estações de serviço com elevado número de tráfego são mais elevados, é necessário realizar um estudo mais aprofundado para compreender os factores causais relacionados com as emissões e também para conhecer o impacto na saúde dos trabalhadores. Além disso, deve haver uma formação e sensibilização adequadas, uma vez que os trabalhadores devem compreender melhor os perigos do seu trabalho antes de o retomarem, tal como exigido pelo Health and Safety Executive (HSE). A administração deve adotar programas adequados de gestão da qualidade do ar, que devem centrar-se na melhoria do fluxo de tráfego. O limite de exposição dos trabalhadores não deve exceder 40 horas/semana, o que corresponde a um turno de trabalho de 8 horas/dia, após o qual devem ser fornecidos EPI, por exemplo, luvas, máscaras nasais (quando o PM é elevado) e aventais para evitar ou reduzir o contacto do combustível com a pele e também por inalação. Deveria existir um quadro legislativo adequado para regular as emissões no Estado, bem como limites de exposição a essas emissões.

5.4 CONTRIBUIÇÃO PARA O CONHECIMENTO

Com os dados obtidos neste estudo, verifica-se um défice óbvio na garantia da saúde e segurança dos empregados das bombas de gasolina, tanto por parte da administração como do governo. Com a informação fornecida por este estudo e a implementação adequada das soluções recomendadas, a exposição dos trabalhadores às emissões pode ser monitorizada e reduzida, garantindo assim um ambiente de trabalho mais seguro, reduzindo os problemas de saúde, adoptando e promovendo a nova política de visão zero e, por sua vez, aumentando a moral dos trabalhadores.

REFERÊNCIAS

Abam F. (2009): "Vehicular Emissions and Air Quality Standards in Nigeria" [Emissões de veículos e normas de qualidade do ar na Nigéria]. Jornal Europeu de Investigação Científica. ISSN 1450-216X Vol.34 No.4, pp.550-560

Abe T., Soer M. e Abiodun K., (2009): "Effect of Use of Personal Hearing Protective Devices among Oil Depot Industrial workers In Lagos, Nigeria". Nigerian Journal ofMedical Rehabilitation (NJMR); Vol. 14, No.1 & 2, (Issue No. 22) 2009

Agência para o Registo de Substâncias Tóxicas e Doenças. (2005): "Toxicological Profile for Xylene". Departamento de Saúde e Serviços Humanos dos EUA; Atlanta, GA, EUA

ATSDR (2014): "Total Petroleum Hydrocarbons" (Hidrocarbonetos totais de petróleo)

https://www.atsdr.cdc.gov/toxfaqs/tf.asp?id=423&tid=75

Bahrami A., Jafari A. e Ahmadi H., (2007): "Comparison of Benzene Exposure in Drivers and Petrol Stations Workers by Urinary Trans, Trans-Muconic Acid in West of Iran" [Comparação da Exposição ao Benzeno em Condutores e Trabalhadores de Estações de Serviço pelo Ácido Trans, Trans-Mucónico Urinário no Oeste do Irão]. Industrial Health. 45:396-401.

Brown D. (2006): "Jóquei de gasolina à moda antiga continua a bombear com força". *O Cidadão de Ottawa*

Carvalho QGS, Pedrosa WA e Sebastião QP. (2011): "Leucemia Mieloide Aguda versus Ocupação Profissional: Perfil dos Trabalhadores que frequentaram o Hospital de Hematologia do Recife". Rev Esc Enferm USP. Dez; 45(6):1446-5

CDC (2015): "Gasolina" https://www.cdc.gov/niosh/npg/npgd0299.html

Cezar-Vaz MR., Rocha LP., Bonow CA., Silva MRS., Cezar-Vaz J., e Cardoso LS., (2012): "Perceção de Risco e Acidentes de Trabalho: Um Estudo com Trabalhadores de Postos de Gasolina no Sul do Brasil".Int J Environ Res Public Health. Jul; 9(7):2362-77

Costa MAF. E Costa MFB, (2002): "Benzeno: Uma questão de saúde pública". Interciência. Abr;

Cristina RT., Marta DM. e Enrique GF., (2017): "Influência da humidade ambiental nas medições de benzeno no ar ambiente por GC-PID transportável". Atmos. Meas. Tech. Discuss., 10:5194

Dib MA., Oliveira LRZ., Dias OA., Torres ARR andSilveira NA., (2007): "Avaliação da Qualidade do Sêmen e do Estado Geral de Saúde de Atendentes de Postos de Gasolina da Cidade de Goiânia". Nov-Dez; 34(11-12):957-77

EIA (2017): "How much carbon dioxide is produced from burning gasoline and diesel fuel" (Quanto dióxido de carbono é produzido pela queima de gasolina e gasóleo) https://www.eia.gov/tools/faqs/faq.php?id=307&t=11

Agência Europeia do Ambiente. (2016): "Ar e Saúde: Dispersão de poluentes atmosféricos". AEA, KongensNytorv 6 1050 Copenhaga K, Dinamarca

Agência de Proteção Ambiental (EPA) (2017): "Poluição pelo ozono" epa.gov/ozone-pollution

Gerboles M., Lagler F., Rembges D. e Brun C., (2003): "Assessment Of Uncertainty Of NO2 Measurements By The Chemiluminescence Method And Discussion Of The Quality Objective Of The NO_2 European Directive". Journal of Environmental Monitoring. 5(4), 529

Giorgini P., Rubenfire M., Das R., Gracik T., Wang L., Morishita M., Bard RL., Jackson EA., Fitzner CA., Ferri C. e Brook RD. (2015): "Poluição do ar por material particulado e temperatura ambiente: Efeitos opostos na pressão arterial em pacientes cardíacos de alto risco". J Hypertens. 33(10):2032-8

Hayden, KL. (2003): "Partitioning Of Reactive Atmospheric Nitrogen Oxides At An Elevated Site In Southern Quebec, Canada". J. Geophys. Res., 108(D19), 4603

Helmut T., Andreas G., Jürgen S., Michael K., Johannes S., Norbert B., Kurt E. e Wolfgang S., (2010): "Diesel Engine Exhaust Emissions". Handbook of Diesel EnginesPp 417-48

Hoffman B., Luttman-Gibson H., Cohen A., Zanobetti A., De Souza C., Foley C., Suh HH., Coull BA., Schwartz J., Mittleman M., Stone P., Horton E e Gold DR. (2012): "Efeitos opostos da poluição por partículas, ozono e temperatura ambiente na pressão arterial arterial". Environ Health Perspect 120(2):241-6 http://www.hse.gov.uk/pubns/indg216.htm

Isabel, M.C., Graciela, A e Mónica, R.C., (2010): "Avaliação das Emissões de Estações de Gás".

Jornal de Gestão Ambiental. 6:42-50.

JeroenTerwoert,TNO. (2017): "Irritants: Irritantes e alergénios". Oshwiki

Keretetse G., Laubscher P., Du Plessis J., Pretorius P., Van Der Weshuizen F.H., Van Dyk E., Eloff F., Aarde M. e Du Plessis L. (2008): "Dano e reparação do ADN detectados pelo ensaio cometa em linfócitos de clientes africanos de gasolineiras: Um estudo piloto". Ann. Occup. Hyg. 52:653662.

Khan A., Coppock R., Schuler M. e Geleta L., (2002): "Biochemical Changes as Early Stage Systemic Biomarkers of Petroleum Hydrocarbon Exposure in Rats". Toxicology Letters; 134(1- 3):195-200

Kryter e Karl D., (1994): "The Handbook of Hearing and the Effects of Noise: Physiology, Psychology, and Public Health". Boston: Academic Press. ISBN 0-12-427455-2

Lagorio S., Forastiere F., Iavarone I., Rapiti E., Vanacore N., Perucci CA. e Carere A, (1994): "Mortality Of Filling Station Attendants". Instituto Nacional de Saúde, Roma, Itália. Scand J Work Environ Health. 1994 Oct; 20(5):331-338

LeBouf RF., Slaven JE. e Coffey CC., (2013): "Efeito do ambiente de calibração no desempenho dos monitores de vapor orgânico de leitura direta". J. Air Waste Management Association, 63(5), 528-533

Machado JMH, Costa DF, Cardoso LM. E Arcuri A. (2003): "Alternativas e Processos de Vigilância em Saúde do Trabalhador relacionados à Exposição ao Benzeno no Brasil".CiêncSaúde Coletiva. Out-Dez; 8(4):913-21

Minarro MD. e Ferradâs EG., (2012): "Avaliação do desempenho de dois analisadores comerciais de quimiluminescência e oxidação de acordo com a norma europeia" EN 14211, J. Environ. Monit., 14(2), 383-90

Ministério da Saúde, Brasil, (2001): Secretaria de Políticas de Saúde. Departamento de Atenção Básica. Área técnica de saúde do trabalhador. Cadernos de atenção básica: Programa Saúde da Família. Brasil (DF)

Navasumrit P., Chanvaivit S., Intarasunanont P. e Arayasiri M., (2005): "Environmental and occupational exposure to benzene in Thailand". Chem.-Biol. Inter. 2005; 153:75-83

NGEX (2014): "Estado de Lagos, Nigéria". Um artigo

NIOSH (2003): "Hidrocarbonetos, Aromáticos: Método 1501". In: Eller PM, ed. Manual de Métodos Analíticos do NIOSH. 4ª ed. rev. Cincinnati, OH: Departamento de Saúde e Serviços Humanos dos EUA, Serviço de Saúde Pública, Centros de Controlo de Doenças, Instituto Nacional de Segurança e Saúde Ocupacional, DHHS (NIOSH) Publicação n° 2003-154

Nwanjo HU e Ojiako OA, (2007): "Investigation of the Potential Health Hazards of Petrol Station Attendants in Owerri Nigeria" (Investigação dos potenciais riscos para a saúde dos empregados das bombas de gasolina em Owerri, Nigéria). In: J. Appl. Sci. Environ. Manage. junho, 2007 Vol. 11 (2)

197 - 200

Newton, J. (2017): Principais fontes de dióxido de enxofre". Sciencing.com/major-sources-sulfur-dioxide-1001402

OkonkwoUc., Orji In. E Onwuamaeze I., (2014) / "Avaliação do impacto ambiental das estações de abastecimento de gasolina e gás na qualidade do ar em Umuahia, Nigéria". Jornal Global de Investigação em Engenharia Volume 13, 2014: 11-20

Passchier-Vermeer W. e Passchier WF., (2000): "Noise Exposure And Public Health" [Exposição ao ruído e saúde pública]. Environ. Health Perspect. 108 (Suppl 1): 123-31.

Ramasamy J., Kumaravel B., Panalnivelraja S. e Chockalingam M.P. (2013): "Influência da Temperatura, Humidade Relativa e Variabilidade Sazonal na Qualidade do Ar Ambiente numa Área Urbana Costeira". Revista Internacional de Ciências Atmosféricas, vol. 2013, Artigo ID 264046, 7 páginas, 2013.

Rocha LP, Cezar-Var MR, Capa Verde de Almeida M, Bnow CA, Santos da Silva M, Zavarese da Costa V. (2014): "Uso de equipamentos de proteção por trabalhadores de postos de combustíveis: Uma Contribuição da Enfermagem". Texto&Contexto-Enfermagem, 23(1), 193-202.

Saville, S. B., (1993): "Automotive options and quality Management in developing Countries Industrial Environment". 16(1-2); 20, 32

Schwela, D. (2000): "Air pollution and health in urban areas". Revisões sobre saúde ambiental. 2000.15(12): 13-24

SEPA, (2014): Inventário Escocês das Emissões de Poluentes sobre Benzeno, Tolueno, Etilbenzeno e Xilenos (Btex)

Sérgio, M., (2008): "O Impacto da Emissão de BTEX das Estações de Gás na Atmosfera". Air Pollution Research Journal.2008; 23:12-14

Soldadores AP, Bakeas EB. And Siskos PA., (2003): "Occupational exposure to BTEX compounds of workers in car parks and gasoline stations in Athens". Fresen. Environ. Bull. 2003; 12:1064-1070

Steinbacher, M., Zellweger, C., Schwarzenbach, B., Bugmann, S., Buchmann, B., Ordónez, C., Prevot, A. S. H. e Hueglin, C. (2007): "Nitrogen Oxide Measurements At Rural Sites In Switzerland: Bias of Conventional Measurement Techniques" [Enviesamento das técnicas de medição convencionais]. J. Geophys. Res. Atmos., 112(11), 1-13

Tatrai E., Ungavry G., Cseh Ir., ManyoiS., Szeberenyi S., Molnar J. e Morvai W., (1981): "The Effect of Long-Term Whole Body Exposure to Orthoxylene On Liver". In: Industrial And Environmental Xenobiotics. I. Girkt e G. L. Plaa (Eds), Springer-Verlag, Berlim. Pp 161168

TESORO (2003): "Ficha de Dados de Segurança" https://www.firstfuelbank.com/msds/Tesoro.pdf

PNUA (2015): "Nigéria Políticas de Qualidade do Ar". Nigéria.pdfPp 1-4

PNUA (2015): "Transportes - Parceria para Combustíveis e Veículos Limpos"

Agência de Proteção Ambiental dos Estados Unidos (EPA), (2017): "Air Emissions Sources". https://www.epa.gov/air-emissions-inventories/air-emissions-sources

Universidade da Pensilvânia, (2007): "Corrosive Chemicals".Saúde Ambiental e Segurança das Radiações

USEPA. (1993): "Guide to Environmental Issues". Doc. No 520/B-94-01. Agência de Proteção Ambiental dos Estados Unidos, Washington, DC, EUA

Organização Mundial de Saúde (OMS), (2017): "Poluição do ar ambiente: Pollutants".

http://www.who.int/airpollution/ambient/pollutants/en/

Organização Mundial de Saúde, (2010): "Diretrizes para a qualidade do ar em recintos fechados: Selected Pollutants" (Poluentes selecionados). Gabinete Regional da OMS para a Europa; Copenhaga, Dinamarca

APÊNDICES

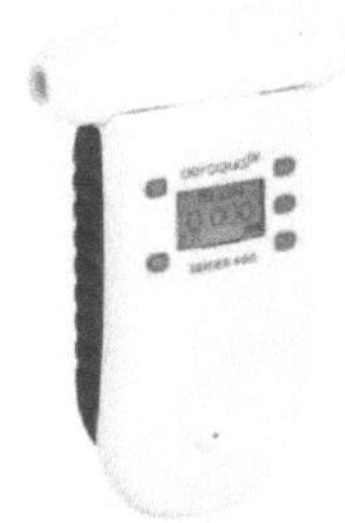

Fotografia 1: Aeroqual série 5000 para monitorização de gases

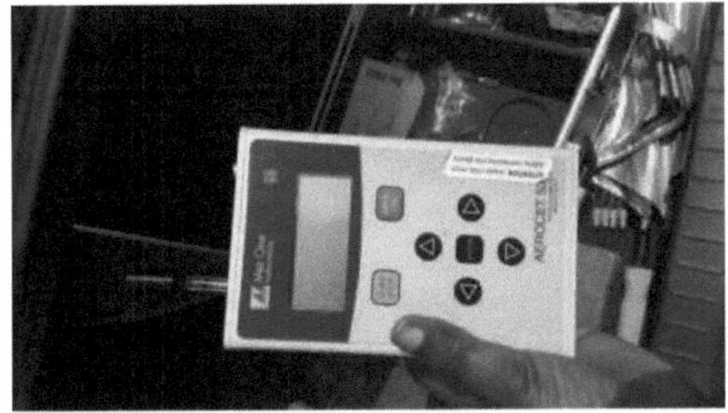

Fotografia 2: Monitor de gases de partículas Aerocet531 (para PM2,5 e PM10)

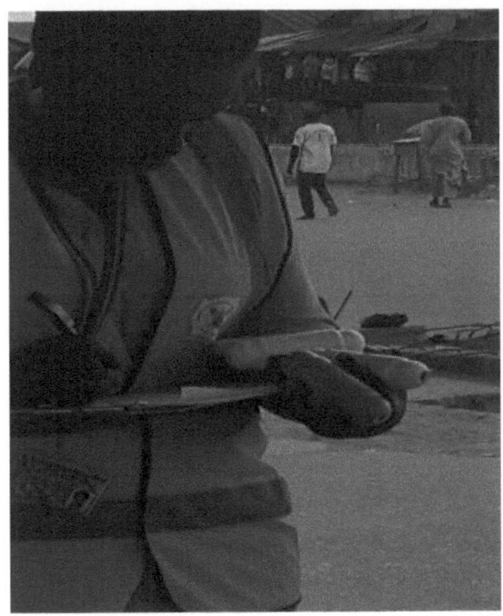

Fotografia 3: Cabeças de sensores de gás intermutáveis.

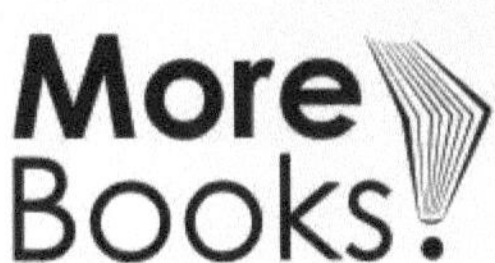

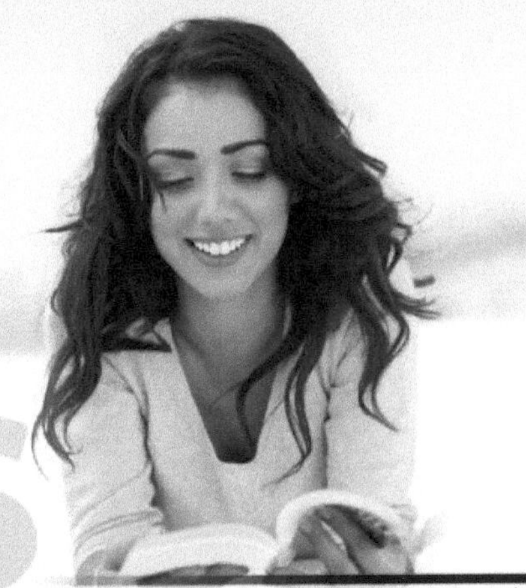

yes
I want morebooks!

Buy your books fast and straightforward online - at one of world's fastest growing online book stores! Environmentally sound due to Print-on-Demand technologies.

Buy your books online at
www.morebooks.shop

Compre os seus livros mais rápido e diretamente na internet, em uma das livrarias on-line com o maior crescimento no mundo! Produção que protege o meio ambiente através das tecnologias de impressão sob demanda.

Compre os seus livros on-line em
www.morebooks.shop

info@omniscriptum.com
www.omniscriptum.com

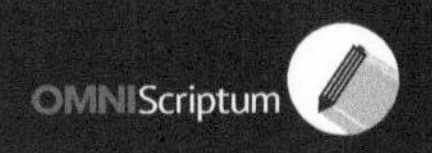

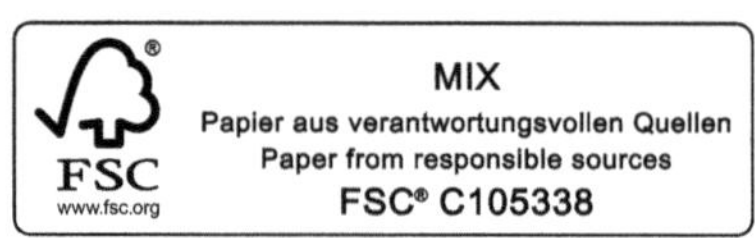

Printed by Books on Demand GmbH, Norderstedt / Germany